AF466546

DU TRAITEMENT

DES TUMEURS ÉRECTILES

PAR LA GALVANOCAUSTIE-THERMIQUE

PAR

Pierre-Eugène DELMAS SAINT-HILAIRE

Docteur en médecine de la Faculté de Paris,
Ex-interne de l'hôpital Saint-André de Bordeaux,
Ex-aide des cliniques médicale et chirurgicale du même hôpital;
Médecin-adjoint de l'Institut hydrothérapique de Longchamps à Bordeaux.

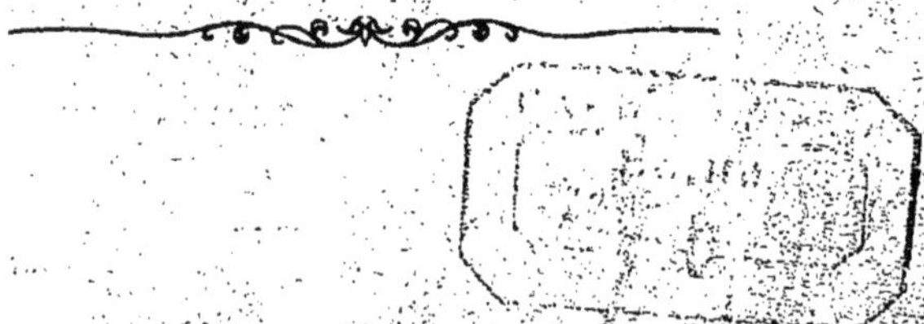

PARIS
A. PARENT, IMPRIMEUR DE LA FACULTÉ DE MÉDECINE
29-31, RUE MONSIEUR-LE-PRINCE, 29-31.

1878

DU TRAITEMENT

DES TUMEURS ÉRECTILES

PAR LA GALVANOCAUSTIE-THERMIQUE

PAR

PIERRE-EUGÈNE DELMAS SAINT-HILAIRE

Docteur en médecine de la Faculté de Paris,
Ex-interne de l'hôpital Saint-André de Bordeaux,
Ex-aide des cliniques médicale et chirurgicale du même hôpital,
Médecin-adjoint de l'Institut hydrothérapique de Longchamps à Bordeaux.

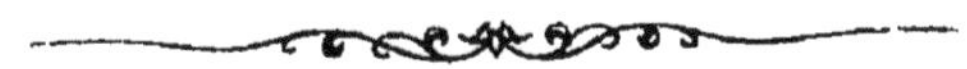

PARIS
A. PARENT, IMPRIMEUR DE LA FACULTE DE MEDECINE
29-31, RUE MONSIEUR-LE-PRINCE, 29-31.

1878

A M. LE DOCTEUR P. DELMAS

Témoignage de ma profonde reconnaissance.

DU TRAITEMENT

DES

TUMEURS ÉRECTILES

PAR LA GALVANOCAUSTIE THERMIQUE

INTRODUCTION.

La crainte de l'hémorrhagie et le désir d'éviter des cicatrices difformes à cause du siége fréquent des tumeurs érectiles à la face, leur siége et leur étendue, ont fait naître divers modes de traitement.

Ces divers modes de traitement peuvent, avec Malgaigne[1], être divisés en trois grandes méthodes, selon qu'on se propose :

1° D'empêcher le sang d'arriver à la tumeur : *méthode hémostatique ;*

[1] *Manuel de médecine opératoire,* 8e édition, par L. Le Fort, 1re partie, p. 148. 1874.

2° D'opérer la destruction ou l'ablation de la tumeur : *méthode destructive;*

3° D'oblitérer par inflammation les vaisseaux qui arrivent à la production morbide : *méthode phlogistique ;*

Le procédé opératoire qui a été suivi dans les observations que nous rapportons entrant dans la troisième méthode, nous laisserons de côté les divers procédés qui rentrent dans la première et la seconde méthode; nous ne ferons qu'une énumération succinte de ceux de la troisième.

Les procédés de la méthode phlogistique sont très-nombreux; ils agissent en modifiant la structure intime de la tumeur.

1° *Application d'agents irritants à la surface de la tumeur* : teinture d'iode, Bulteel (de Plymouth) ; un seul cas de nævus superficiel guéri après trois mois de badigeonnage; alun et acétate de plomb (Dieffenbach) ; tartre stibié (Young et Cumming);

2° *Inoculation :* virus vaccin, piqûres multiples. (Cumin); sétons de fils imprégnés de vaccin (Nélaton); huile de croton tiglium (Lafargue de Saint-Emilion);

3° *Séton :* Fawdington chargeait les sétons de caustique. A Bérard, une fois le séton passé, cherchait à provoquer un étranglement en serrant le fil avec un serre-nœud;

4° *Incision* suivie de compression ou de suture (Lallemand) ;

5° *Ponction avec broiement* (Marshall Hall);

6° *Galvano-caustique chimique* (Nélaton et Lücke) ;

7° *Épingles* enfoncées dans la tumeur (Lallemand); ou tiges d'ivoire (A. Bérard);

8° *Injections sous-cutanées de liquides caustiques ou coagulants* : acide nitrique (Lloyd); ammoniaque (Paget) acide tannique (Walton); alun, nitrate acide de mercure (Bérard); acide citrique (Pétrequin).

Depuis la découverte de la seringue de Pravaz on emploie surtout aujourd'hui le perchlorure de fer. Dans quelques cas, le liquide injecté sans précaution a pénétré dans les veines et occasionné des morts subites par embolie (Stuenson[1], Kummer).

9° *Cautérisation :* aiguilles rougies au fer (P. Guersant), clous en grand nombre) Nusbaum, de Munich); nitrate d'argent (Guthrie); pâte de canquoin (Follin); fil de platine rougi à l'aide d'un courant électrique (Crussel, Middeldorpf, Broca, U. Trélat, Verneuil, E. Bœckel).

C'est par ce dernier procédé, *la galvano caustie*, qu'ont été traités les onze malades qui font l'objet de ce travail.

Le but que nous nous sommes proposé n'est pas, assurément, de fixer un point de la thérapeutique des tumeurs érectiles; nous avons voulu simplement rapporter un certain nombre de faits qui pourront contribuer à résoudre la question, encore si controversée, du meilleur traitement de cette production

[1] Stuenson : Danger des injections de perchlorure de fer dans les tumeurs érectiles (*Union médicale*, 17 mai 1869).

morbide. En effet, si au double point de vue de la clinique et de l'anatomie pathologique, l'histoire des tumeurs érectiles est aujourd'hui à peu près complète, il n'en est pas de même encore pour la question du traitement. Ce n'est pas que les procédés opératoires manquent, bien au contraire. Il est peu d'affections chirurgicales contre laquelle une diversité plus grande de moyens thérapeutiques ait été employée. C'est cette richesse même de procédés qui embarrasse parfois le praticien. Dans la majorité des cas il est appelé à agir non sur des tumeurs érectiles vastes, créant pour le malade un danger immédiat, mais le plus souvent sur des tumeurs peu volumineuses, ou encore sur de simples taches vasculaires uniques ou multiples, constituant pour le présent de simples déformations, mais qui, par leur siége plus fréquent à la face, ne laissent pas que de préoccuper beaucoup ceux qui en sont atteints. Sans constituer des tumeurs graves (puisqu'elles peuvent rester stationnaires et même guérir spontanément) les tumeurs érectiles peuvent devenir pour le chirurgien un embarras très-sérieux, soit par leur marche envahissante, continue ou intermittente, soit par les phénomènes de gangrène qu'elles présentent parfois à la suite d'inflammation violente (Pelletan, Wardrop, Gautier), soit encore par les hémorrhagies dont elles peuvent être le siége à la suite d'ulcération (Broca).

L'intervention chirurgicale précoce, non urgente pour le présent, devient donc un sûr garant pour l'avenir. Nous pensons donc que lorsque une opération doit être faite pour ce genre de tumeurs, mieux vaut la pratiquer dans le jeune âge, afin de ne pas lui donner le temps de s'accroître. On évitera ainsi plus facilement et les accidents et les déformations consécutives.

L'opération décidée, quel est le procédé à suivre? par quel moyen arrivera-t-on à la cure radicale de la production morbide dans les meilleures conditions de succès? C'est là le point délicat de la question, celui que l'observation, mieux que toute théorie, est propre à élucider. Il ne nous appartient pas de résoudre un pareil problème. Dans le cours de nos études, il nous a été donné d'assister à 11 opérations de tumeurs érectiles pratiquées la plupart par le savant et regretté Joseph Dupuy (de Bordeaux). Tous ces faits, à l'exception d'un seul (obs. III), ont été observés chez de jeunes enfants du sexe féminin, dont l'âge a varié de 7 semaines à 25 mois.

Dans tous ces cas, analogues par l'âge et par la nature de la production morbide, un traitement uniforme a été appliqué.

Ce traitement a consisté dans la cautérisation de la partie malade, cautérisation répétée à des intervalles plus ou moins éloignés.

L'agent caustique a été *le galvano cautère*. Nous nous efforcerons par une analyse rigoureuse des faits rapportés de déterminer les avantages de ce procédé opératoire.

Sans exclure aucun des autres procédés, nous croyons que, dans l'espèce, les résultats obtenus par la galvanocaustie ont été assez satisfaisants pour qu'elle mérite d'être prise en considération dans le choix des moyens thérapeutiques dirigés contre les tumeurs érectiles.

HISTORIQUE.

La galvacaustique thermique consiste dans la section des tissus à l'aide d'une anse métallique ou d'un couteau porté à une température très-élevée, se maintenant d'une façon permanente, et produite par un courant galvanique. Middeldorpf a attaché son nom à cette méthode, bien qu'il ne soit pas le premier qui en ait fait usage.

En effet, le premier essai de galvanocaustie fut fait par Davy, en 1807.

En 1836, Fabre-Palapat décrit un moyen de produire le moxa en introduisant une aiguille dans les tissus et la faisant communiquer avec un des pôles d'une pile à large surface, l'autre pôle se trouvant en relation avec une plaque en contact avec les tissus voisins. Cette expérience, reprise depuis par Broca et J. Regnauld, a donné des résultats négatifs, et ces deux habiles expérimentateurs la regardent comme tonte à fait irréalisable.

En 1845, Heider (de Vienne) emploie le fil électrique porté au rouge blanc pour la destruction de la pulpe dentaire.

A la même époque, même idée était émise par un médecin belge, Louyer, dans les *Archives de médecine belge*.

En 1851, John Marshall cautérise avec succès un trajet fistuleux de la joue avec un fil de platine, trajet fistuleux réfractaire à tous les moyens de traitement. A la suite de la lecture du mémoire de John Marshall, Thomas Harding et Georges Waite apportent quelques modifications à la méthode.

En 1850, Crussel, de Saint-Pétersbourg, sectionne des parties molles avec l'anse de platine comme avec un instrument tranchant. Dans la même année, il extirpe par la même méthode un polype fibreux naso-pharyngien, puis un polype du larynx.

En 1852, Hilton, de Londres, A. Nélaton, Leroy d'Etiolles, Amussat, emploient la même méthode pour des affections diverses.

En 1854, J. Marshall fait à la Société médicale de Londres une communication dans laquelle il établit trois grandes classes d'indications de la cautérisation électrique : 1° pour la destruction des parties molles; 2° pour cautériser des fistules; 3° pour obtenir la rétraction des parois de conduits relachés.

La même année 1854, Middeldorf (de Breslau), ignorant les travaux de J. Marshall, fait une application de la méthode, et raconte que l'idée de la galvanocaustie lui a été donnée par la lecture des articles de Harding et de Georges Waite, sur la cautérisation dentaire.

En 1857, Middeldorpf fait, à Paris, à l'hôpital de

la Charité, des expériences avec le concours de M. le professeur Broca.

En 1857 également, M. le professeur Broca applique la galvanocaustie à un grand nombre de cas et expose les services que pourra rendre la nouvelle méthode.

A partir de ce moment la galvanocaustie est définitivement constituée.

En 1862, de Séré construit le couteau qui porte son nom.

En 1866 et 1868 Ciniselli et Althaus font des publications sur la galvanocaustique. Les travaux de Schwartze datent aussi de la même époque.

L'ouvrage de Franz Schuh, de Vienne, paru en 1867, contient des faits assez nombreux qui lui permettent de juger favorablement la méthode.

Middeldorpf s'est servi de la pile de Grove qui a l'inconvénient de dégager des vapeurs nitreuses. La pile qui a été employée par M. le professeur Broca et les chirurgiens qui ont fait de la galvanocaustie a été surtout la pile au bichromate de potasse, imaginée par Poggendorff et perfectionnée par Grenet. Elle est connue sous le nom de pile de Grenet. Les éléments de la pile sont formés par de larges plaques de zinc et de charbon, disposées dans un châssis plongeant dans une solution de 100 grammes de bichromate de potasse et 100 grammes d'acide sulfurique par litre d'eau. Un soufflet, adapté à deux tubes qui s'ouvrent sur le fond du châssis amène de l'air destiné à détacher l'oxyde de chrome qui se dépose sur le charbon. Les deux réophores de cette pile sont mis en contact avec l'extrémité inférieure du manche porte-cautère. M. Amussat et M. Trouvé ont réduit les dimensions de la pile et en ont rendu le maniement plus facile.

La pile qui a servi pour les opérations qui font l'objet de ce travail est une pile au bichromate de potasse, analogue à celle de Grenet, modifiée (1).

Elle se compose d'une caisse en bois doublée de plomb à l'intérieur et munie d'un couvercle mobile. Elle mesure à l'intérieur 44 centimètres de long, sur 24 de large et 25 de profondeur. Primitivement divisée en quatre compartiments indépendants, la pile constituait quatre éléments, zinc et charbon montés en quantité : deux d'un côté et deux de l'autre, c'est-à-dire que tous les zincs des deux éléments, reliés entre eux, n'en faisaient plus qu'un collectif. Les charbons de ces deux éléments étaient également reliés entre eux. Dans les premières opérations, chacun de ces éléments plongeait dans une auge indépendante. Dans les suivantes, les auges ont été mises en communication, de sorte qu'il n'y a plus eu qu'un bassin commun. D'après cette disposition les zincs et les charbons forment deux groupes. Chaque groupe comprend sept lames de zinc et

(1) Cette pile a été construite par M. Buchin (de Bordeaux) sur les indications de M. le docteur P. Delmas.

sept rangées de charbon, ce qui donne au total quatorze lames de zinc et sept rangées de charbon.

Chaque lame de zinc mesure 6 millimètres d'épaisseur, 10 centimètres de largeur et 20 de longueur. Les deux tiers de la lame de zinc peuvent être plongés dans le liquide.

La solution nécessaire pour charger la pile est de :

800 grammes d'acide sulfurique,
800 gr. de bichromate de potasse,
8 litres d'eau.

Cette pile est munie de commutateurs qui permettent de combiner les couples de plusieurs façons, de manière à faire varier à volonté la tension et l'intensité.

A la caisse en bois est adaptée une manivelle et une roue dentée permettant de faire plonger les éléments plus ou moins profondément dans la solution, de manière à varier facilement la température du cautère et à ne pas user le liquide inutilement. Ce petit mécanisme permet de suspendre les éléments au-dessus du liquide et de se resservir de la même solution quand la séance n'a pas été trop longue ou les piqûres trop nombreuses.

Le porte-cautère est en bois ; il est traversé par deux tiges creuses à l'extrémité supérieure et munies de vis pour fixer l'armature au cautère.

Dans l'épaisseur du manche, l'une des tiges est coupée obliquement de façon à rompre la continuité du courant. Une bascule sur laquelle on appuie amène ces deux portions de la tige en contact, ce qui permet d'interrompre et de rétablir le courant à volonté.

Les cautères dont on s'est servi étaient constitués par des fils de platine de volume variable, recourbés de manière à faire un angle droit avec le manche et disposés en forme d'aiguilles légèrement coniques ou de Vallongés.

Ces indications sommaires étant données sur la pile, qui n'est pas autre chose au résumé qu'une pile Grenet modifiée, nous allons faire connaître les faits recueillis qui sont aunombre de 11, sur lesquels il y a neuf guérisons complètes et deux résultats incomplets.

Voici les observations avec le nombre de séances faites à chaque malade et le nombre de piqûres pratiquées dans chacune d'elles :

Obs. I.

Tumeur érectile de la grosseur d'une amande, située à cheval sur la commissure labiale gauche, moitié cutanée, moitié muqueuse. — Enfant de 7 mois, 5 séances de galvano caustique.—Guérison sans accidents.—Petite tumeur à la paupière supérieure droite. Guérison en une séance.

Lucie B.... demeurant à Bordeaux, petite fille de 7 mois, bien constituée, de tempéramment lymphatique, est adressée par le comité des consultations gratuites de la Société de médecine.

Cette fillette porte, depuis sa naissance, une tumeur érectile qui a de la tendance à augmenter de volume depuis un mois environ. Au dire des parents, elle était restée à peu près stationnaire jusqu'à l'âge de 6 mois. A partir de cette époque, elle a grossi peu à peu et a presque doublé de volume aujourd'hui. Cette tumeur est à cheval sur la commissure labiale gauche, moitié en dehors sous la peau, moitié en dedans sous la muqueuse. Elle occupe toute la paroi buccale de ce côté. Assez consistante dans sa portion cutanée, elle est extrêmement molle dans sa portion buccale. Il existe en outre chez cette enfant de petites taches de même nature, de la grosseur de grains de mil, qui remplissent et déforment la moitié gauche de la lèvre inférieure et la commissure labiale du même côté. La tumeur ne présente pas de pulsations artérielles; elle est d'un rouge vif, sa surface cutanée est granuleuse comme celle d'une framboise, sa surface muqueuse est lisse avec quelques bosselures. Le diamètre de la tumeur est d'environ trois centimètres sur deux centimètres d'épaisseur.

Elle n'a jamais été douloureuse. Sous l'influence des cris et des pleurs, la coloration devient violacée et la tumeur plus proéminente. La langue est légèrement déviée du côté opposée, la bouche se ferme incomplétement, aussi la succion est difficile.

L'enfant est nourrie par la mère.

Lucie B... porte une deuxième tumeur érectile de la grosseur d'un grain de blé au niveau de la paupière supérieure du côté droit.

La première séance est faite le 28 octobre 1868. — Le Dr P Delmas fait quinze cautérisations avec un fil de platine rougi à blanc. La portion incandescente de l'aiguille a quatre millimètres de longueur, elle est enfoncée en entier dans la tumeur. Quand elle est rouge cerise, elle y pénètre sans rencontrer la moindre résistance et sans qu'une goutte de sang apparaisse; l'enfant crie à peine tant la destruction des tissus est instantanée. Quand le fil de platine est au rouge blanc, il sort quelques gouttelettes de sang. Le rayonnement calorique est nul et l'opération s'est faite avec une grande facilité.

Les quinze cautérisations ont été faites sur la portion cutanée de la tumeur. La séance terminée, on donne le sein à l'enfant; quatre jours après l'opération, les piqûres faites sont nettes, circonscrites, déprimées et donnent lieu à un suintement purulent très-léger. On ne fait pas de pansement. Il n'y a pas eu de tuméfaction appréciable ni de réaction inflammatoire apparente.

Deuxième séance, vingt-deux jours après la première, le 20 novembre. A ce moment la tumeur a diminué de volume d'un cinquième environ.

Cependant la diminution de volume n'a pas été en proportion avec le nombre des piqûres. Cela tient probablement à ce qu'on n'a pas cherché à circonscrire la tumeur et à ce qu'on n'a pas pénétré assez profondément. La tumeur est actuellement parsemée de points blancs assez réguliers, déprimés, et dont la couleur tranche vivement sur la teinte rouge. Dans cette deuxième séance on fait dix-sept piqûres sur tout le pourtour de la tumeur, de manière à bien la circonscrire; on cautérise également la portion labiale. La portion buccale est réservée pour une autre séance.

La *troisième séance* a lieu le 14 décembre, vingt-quatre jours après la deuxième et seize jours après la première.

Les résultats obtenus des deux premières séances sont remarquables. Grâce à l'action rétractile et atrophique du tissu cicatriciel obtenu à la surface et dans la profondeur de la tumeur, la portion cutanée a diminué en saillie des 4|5 et en diamètre de la moitié. Il ne reste plus qu'une cicatrice blanche, étoilée, à la circonférence de laquelle on aperçoit encore quelques tâches lenticulaires rougeâtres faisant une légère saillie.

Par contre la portion buccale, qui n'a pas encore été touchée, a augmenté considérablement (elle a doublé de volume) au fur et à mesure de l'arrêt de circulation provoqué dans la portion cutanée.

Dans cette troisième séance, on a attaqué la portion buccale. Malheureusement ici la source électrique a fait défaut en partie. L'appareil réussit à peine à donner à l'aiguille de platine la couleur rouge sombre. Dans ces conditions fâcheuses, on fait douze piqûres peu profondes, et deux d'entre elles donnent lieu à une petite hémorrhagie nullement inquiétante. En résumé, séance incomplète, douloureuse pour la petite malade, et dont on n'attend pas grand effet.

Le seul avantage de la séance est d'avoir démontré aux assistants qu'avec la galvano-caustique on évite les effets si fâcheux de l'action rayonnante du cautère actuel, action contre laquelle M. Voillemier a proposé d'opposer la propriété isolante du collodion [1].

[1] *Revue médicale*, t. II, p. 598, année 1868.

La *quatrième séance* a lieu le 17 janvier 1869, c'est la seconde sur la portion buccale de la tumeur, trente-trois jours après la précédente.

Les effets de la précédente cautérisation sont presque nuls.

Cette fois la pile est en bon état, et le cautère rougit à blanc. Dans ces conditions on fait quinze piqûres; à chacune d'elles le cautère s'enfonce tout entier dans la tumeur sans rencontrer de résistance. Il ne sort pas une goutte de sang. Chaque piqûre est nette et tranchée et représente comme un petit entonnoir microscopique. On ne touche pas à la portion cutanée, qui a considérablement diminué depuis la dernière cautérisation pratiquée sur elle le 20 novembre 1868, c'est-à-dire depuis deux mois.

La *cinquième séance* a lieu le 28 février 1869; c'est la troisième sur la portion buccale, quarante et un jours après la précédente.

La dernière cautérisation ayant été faite dans d'excellentes conditions, ses effets sont des plus remarquables. La tumeur a diminué des 3/4, et l'on serait tenté d'attendre l'action lente du tissu cicatriciel pour achever la guérison, d'autant plus que la pile est aujourd'hui dans de mauvaises conditions.

Dans ces dispositions fâcheuses, on fait onze piqûres, mais d'une manière incomplète; il sort quelques gouttes de sang.

Malgré cela, l'opération a parfaitement réussi. Et le 25 avril, c'est-à-dire six mois après la première séance, la tumeur cutanée n'existe plus ; on trouve à sa place une petite cicatrice blanche, rayonnée, dont l'empreinte disparaît de jour en jour. Les petites taches situées sur la portion gauche de la lèvre inférieure et la commissure labiale de ce côté n'existent plus. On peut donc considérer la guérison comme complète. Du côté de la portion buccale, le résultat est le même, bien que cette portion ait été attaquée plus tard.

Le 25 avril, on fait trois piqûres sur la petite tumeur de la paupière supérieure de l'œil droit.

Le 1er juillet 1869 tout a disparu, une seule séance a suffi pour la paupière supérieure. Les traces des piqûres à la commissure labiale sont à peine apparentes.

Cette guérison a donc été obtenue sans faire courir le moindre danger à l'enfant; les escharres produites par l'aiguille de platine étaient nettes et très-limitées; leur élimination s'est toujours faite sans suppuration abondante ni réaction inflammatoire prononcée; auss n'a-t-on eu recours à aucun pansement.

Obs. II.

Tumeur érectile de la grosseur d'une pomme d'api, située sur le lobule de l'oreille droite. — Enfant de vingt et un mois. — Deux séances de galvanocaustique. — Guérison.

Marie C... âgée de vingt et un mois, habitant Bègles, près Bordeaux, fille d'un charpentier, est atteinte depuis la naissance d'une tumeur érectile siégeant au lobule de l'oreille droite.

Cette tumeur a été opérée une première fois, en

décembre 1868, par le docteur Rey. L'opération a été faite par les injections de percholure de fer. Les résultats de cette opération ont été à peu près nuls. Au mois de juillet 1869, la petite malade est adressée au Dr P. Delmas. Elle présente alors l'état suivant :

L'enfant a toujours été bien portante. La tumeur qu'elle présente est de la grosseur d'une pomme d'api, elle siége sur le lobule de l'oreille droite, qu'elle occupe dans toute son étendue, pénètre en partie mais très-légèrement dans la conque de l'oreille et obture la moitié environ de l'orifice externe du conduit auditif. La tumeur mesure quatre centimètres dans tous les sens. Elle est arrondie et fait une saillie de 18 millimètres. Elle présente une coloration bleuâtre, variqueuse ; elle est blanche au niveau des points qui ont été touchés par l'aiguille chargée de perchlorure de fer. Elle ne présente pas de battements artériels.

La *première séance* de galvano-caustique a lieu le 23 juillet en présence des docteurs Labrouche (de Bordeaux), comte Lagauterie (de Ribérac), Guiraud (de Montauban), et Colliac (du Lot).

Dans cette première séance on a pratiqué quatorze piqûres ; une seule a donné lieu à une petite hémorrhagie qui a été arrêtée à l'aide d'une flèche d'amadou imbibée de perchlorure de fer. Les piqûres ont été faites à la base de la tumeur et circulairement à une distance de un centimètre l'une de l'autre.

Le jour de l'opération et le lendemain aucune trace de réaction.

Le 25 juillet, deux jours après l'opération, fièvre assez vive ayant débuté dans la nuit et ayant duré douze heures. Pendant la fièvre, légère turgescence de la tumeur. Depuis lors calme complet, l'enfant ne se plaint plus.

Le 30 juillet, les points cautérisés sont noirs et secs, sans cercle inflammatoire ; la tumeur offre une dureté relative notable dans sa moitié inférieure. On constate qu'il s'est fait dans toute cette partie un arrêt complet de la circulation.

Le jour où s'est produit le mouvement fébrile, on a appliqué un cataplasme de riz sur la tumeur. Les autres jours on n'a fait aucun pansement.

La *deuxième séance* a lieu le 8 novembre, c'est-à-dire deux mois et demi après la première, avec l'assistance des docteurs Rey et Labrouche.

Je dois mentionner qu'un mois et demi après la première séance, alors que les piqûres étaient cicatrisées et que la tumeur commençait à se rétracter, alors qu'il n'y avait plus trace de la moindre inflammation superficielle ou profonde, l'enfant s'est plainte de douleurs très-vives siégeant dans la tumeur et s'irradiant dans le pavillon de l'oreille. Ces douleurs devenaient plus vives par instants, sans qu'il y eût cependant de périodicité. Ce fait ne doit pas être passé sous silence, bien qu'il soit difficile de l'expliquer, car il s'est reproduit chez une autre opérée.

Avant la deuxième séance, la tumeur présente l'aspect suivant : elle est ridée à la surface, molle dans certains points là où la coloration bleuâtre indique la présence de vaisseaux volumineux ; en d'autres points elle est assez dure, et la peau qui recouvre ces points est blafarde. Ces points correspondent à ceux de la tumeur, sur lesquels on a déjà agi, c'est-à-dire principalement à la circonférence, Les quatorze premières piqûres, en effet, avaient été faites à la base.

Après avoir pris l'avis de ses confrères, le Dr Rey décide de multiplier cette fois les piqûres sur le centre de la tumeur, au lieu de s'attaquer seulement à la circonférence. Pour ce faire, il enfonce le cautère, porté au rouge cerise dans tous les points où existent encore des vaisseaux perméables. Il attaque également la portion de la tumeur logée dans la conque de l'oreille. Le cautère est enfoncé en tous les points à une profondeur de un centimètre environ.

Trente piqûres sont ainsi pratiquées ; sur ce nombre, trois seulement donnent lieu à de petites hémorrhagies qui cèdent facilement à l'aide d'une compression directe faite sur la tumeur avec de l'amadou. Après un moment, une de ces trois piqûres donnant encore du sang, on injecte deux à trois gouttes de perchlorure de fer à 30 degrès avec la seringue de Pravaz.

Cela fait, M. Rey redoutant de nouvelles hémorrhagies par les deux piqûres qui ont déjà donné du sang, injecte dans chacun de ces points deux gouttes de perchlorure de fer. L'opération terminée, on applique sur la tumeur un linge mouillé d'eau froide, avec recommandation à la mère de mettre un cataplasme si l'enfant se plaint.

Le 15 novembre, sept jours après l'opération, l'enfant ne présente pas la moindre réaction inflammatoire, pas de fièvre, l'appétit est bon. Le premier jour de l'opération, l'enfant s'est plainte le soir de son oreille; les jours suivants nouvelles plaintes et toujours le soir; les journées sont bonnes. On a mis des cataplasmes de riz tous les soirs à partir du surlendemain de l'opération.

Les deux jours précédents on n'avait mis que des compresses imbibées d'eau froide. Depuis l'application des cataplasmes, deux piqûres laissent sourdre un peu de sang quand on renouvelle le pansement. Trois autres piqûres suppurent très-légèrement. Les rtuaes sont presque cicatrisées. La tumeur a déjà diminué de volume, et surtout elle a pris une consistance relative considérable.

Le 22 novembre, la petite piqûre qui donnait encore du sang le 15 n'en a plus donné à partir du 17 novembre; la suppuration aété insignifiante et s'est arrêtée définitivement le 19 novembre, c'est-à-dire onze jours après l'opération. Aujourd'hui 22 novembre, quinze jours après la deuxième séance, la tumeur est pâle, dure; elle a diminué notablement surtout derrière l'oreille et au niveau du lobule; l'enfant s'est plainte de quelques douleurs lancinantes analogues à celles qui survinrent six semaines après la première opération; ces douleurs sont du reste peu prononcées. Il n'y a pas de troubles généraux; l'enfant se porte très-bien.

Le 1er décembre, vingt-deux jours après la deuxième séance, la tumeur a diminué des trois quarts; elle est dure. Toutes les piqûres sont cicatrisées. La dureté et la diminution de la coloration bleuâtre sont surtout apparentes dans les points où le cautère a été enfoncé profondément. L'enfant se plaint toujours de douleurs névralgiques venant comme un éclair et cela plusieurs fois par jour. Ces douleurs sont limitées à la portion de la tumeur qui entoure le lobule de l'oreille, précisément une de celles qui a été le plus profondément cautérisée. Ces douleurs sont cependant moins intenses que celles éprouvées à la suite de la première cautérisation.

Le 24 janvier 1871, c'est-à-dire dix-huit mois après la première opération et quinze mois et demi après la seconde et dernière, la résorption est complète et l'enfant guérie. La peau est ridée et légèrement déprimée à l'endroit même où siégeait la tumeur érectile.

Obs. III.

Tumeur érectile du volume d'une boule à jouer située près de la commissure labiale gauche. —Femme de vingt ans. Une seule opération. — Guérison.

Mme Antoinette B..., âgée de vingt ans, demeurant à Bordeaux, porte une tumeur érectile depuis la naissance. Mme B... n'a jamais été malade; elle s'est mariée à dix-huit ans et est heureusement accouchée à terme à dix-neuf ans d'un bel enfant du sexe masculin qu'elle a mis en nourrice. La tumeur érectile, de la grosseur d'une boule à jouer, siége sur la lèvre inférieure près de la commissure labiale gauche; elle occupe la portion muqueuse de la lèvre; elle date de la naissance et n'a jamais été douloureuse. Cette tumeur présente une coloration rouge framboise très-accusée et qui tranche sur la couleur rosée des lèvres.

L'opération, décidée, est pratiquée par le docteur Joseph Dupuy le 3 octobre 1869.

Il se sert du petit cautère et pratique dix piqûres. Le cautère est porté au rouge cerise. Sur les dix points de cautérisation, quatre donnent un peu de sang. On arrête l'hémorrhagie de deux de ces piqûres en introduisant un cautère plus volumineux et porté seulement au rouge sombre. Les deux autres hémorrhagies sont facilement arrêtées par une légère compression avec de l'amadou.

Pendant l'opération, la malade ressentait la chaleur du cautère et cependant la désorganisation des tissus était si instantanée qu'elle n'éprouvait pas de douleur. Elle n'a ni poussé de cris, ni remué. A son dire, ce qui lui a été le plus désagréable c'est la sensation de chaleur éprouvée quand on approchait le cautère de la lèvre.

Le 10 octobre, sept jours après, la cicatrisation des piqûres est à moitié faite. La malade éprouve une douleur très-vive au niveau de la tumeur. Cependant il n'y a pas la moindre trace de suppuration ni de tuméfaction. La douleur est fixée au niveau même de la tumeur et ne présente pas de points d'irradiations.

Le 17 octobre, la tumeur a diminué de moitié : la cicatrisation des piqûres est complète. La douleur persiste à son niveau, mais moins intense.

Le 6 décembre, c'est-à-dire soixante-trois jours après l'opération, la guérison est complète. La douleur névralgique a persisté jusque dans les premiers jours de novembre et a disparu ensuite. La place de la tumeur est indiquée à peine par une légère dépression linéaire et blanchâtre, désignant les points où a porté la cautérisation. Il n'y a pas de déformation de la lèvre.

Ce qu'il y a de particulier dans cette observation et dans la précédente, c'est le fait de la douleur qui s'est déclarée une fois l'opération faite et alors que les piqûres se cicatrisaient. A quoi tient cette douleur? Comme il n'y pas eu d'autopsie faite, il est dfficile de l'expli {uer d'une façon certaine; mais il est probable que le cautère, dans ces deux cas, aura blessé quelques filets nerveux. Cette lésion du nerf expliquerait jusqu'à un certain point la douleur éprouvée par ces deux malades.

Obs. IV.

Tumeur érectile veineuse volumineuse, occupant la partie latérale gauche du cou. — Enfant de sept mois. — Cinq opérations faites dans l'espace de deux ans. — Guérison.

Marie R...., de Blaye, âgée de sept mois, est adressée par le docteur Regnier, de Blaye, au docteur Joseph Dupuy, le 25 mai 1872.

Cette fillette porte depuis sa naissance une énorme

tumeur érectile siégeant à la région latérale gauche du cou. Cette tumeur présente une portion cutanée et sous-cutanée. La portion cutanée est d'un rouge vif framboisé, devenant plus rouge et plus saillante quand l'enfant crie ou pleure. Sa surface est mamelonée comme la peau d'une orange. Elle s'étend de l'oreille gauche à l'insertion sternale de la clavicule en longeant le bord interne du sterno mastoïdien. Sa largeur est de deux travers de doigt. Une portion de la tumeur s'étend de l'insertion sternale de la clavicule à l'os hyoïde. La portion sous-cutanée est située immédiatement au-dessous, et occupe la même étendue. Cette énorme tumeur s'est dévoloppée peu à peu, sans provoquer de douleur ni de gêne dans les fonctions des organes voisines. A son niveau la peau est soulevée et laisse voir par transparance la couleur bleuâtre de la tumeur. Comme elle semble faire continuellement des progrès, le docteur Joseph Dupuy se décide à l'opération par la galvano-caustique, et *la première séance* a lieu le 27 mai.

Dans cette première séance, le docteur Joseph Dupuy pratique trente-six piqûres avec un petit cautère. Il attaque seulement la partie superficielle de la tumeur. L'opération marche très-bien, il n'y a pas d'hémorrhagie.

Le 6 juin, *deuxième séance*, 10 jours après la première. La tumeur est déjà flétrie dans une grande étendue, elle est ridée à sa surface et elle a pris une teinte lie de vin. Dans cette deuxième séance, afin d'agir sur la partie profonde de la tumeur, le docteur

Dupuy prend un cautère beaucoup plus fort et plus long. Il parsème la tumeur de piqûres, il en fait en tout quarante-six. Sauf une piqûre, les autres ne donnent pas de sang. Cette hémorrhagie est facilement arrêtée avec un petit bouchon d'amadou imbibé de perchlorure de fer pur à 30°. Dans ces deux séances, il a été pratiqué quatre-vingt-deux piqûres. L'enfant les a très-bien supportées, bien qu'elles aient été faites peu de temps après l'une de l'autre.

La *troisième séance* a lieu le 13 décembre, c'est-à-dire six mois et sept jours après la deuxième.

L'action rétractile et atrophiante du tissu cicatriciel n'a commencé à devenir apparente qu'au mois de septembre, c'est-à-dire trois mois seulement après les deux premières opérations. Jusque-là les petites eschares faites étaient tombées sans suppuration, sans réaction inflammatoire, proprement dite, la couleur lie de vin de la tumeur, déjà accusée huit jours après la première séance, s'était encore accentuée; la tumeur était flétrie et ridée, mais existait toute entière sauf dans les points déjà cautérisés. La portion profonde avait à peine subi quelques modifications; mais à partir du mois de septembre, il n'en fut plus ainsi : les points cautérisés s'accentuèrent en divisant la tumeur en une foule de petits îlots, et à partir de ce moment, la tumeur diminua sensiblement de volume de jour en jour. Ce travail regressif et atrophiant fit des progrès jusque vers le milieu de novembre. Ensuite les progrès ne furent plus apparents.

Le 13 décembre, on observe l'état suivant :

La portion superficielle de la tumeur est divisée en îlots, constituant autant de tumeurs ou de plaques, ovales ou rondes, séparées par de larges espaces de tissu sain au milieu desquels sont des pointillés de tissu cicatriciel. Ces îlots et plaques de tissu érectile représentent aujourd'hui à peine le cinquième ou le sixième de la tumeur primitive. Ils s'élèvent à peine au-dessus de la peau. Leur couleur est rouge foncée, lie de vin.

La portion profonde de la tumeur a disparu. A sa place on trouve des petits noyaux isolés indurés, roulant sous le doigt. La peau présente un pointillé blanc, nacré, peu apparent, et qui diminuera vraisemblablement encore avec le temps. En résumé, excellent résultat obtenu.

Les îlots de plaques superficielles ayant tous une faible épaisseur, le docteur J. Dupuy a recours au plus petit cautère, avec lequel il pratique des piqûres sur chacun de ces nombrenx îlots. Il en fait ainsi soixante-douze en tout. L'opération marche bien. Aucune piqûre ne laisse écouler de sang. Le cautère était porté au rouge sombre pendant toute la durée de l'opération.

Le 22 juillet 1872, c'est-à-dire sept mois et neuf jours après la troisième séance, et treize mois après les deux premières, la marche vers la guérison définitive a fait des progrès très-sensibles, mais la résolution n'est pas encore complète. La portion inférieure de la tumeur, celle qui avoisine la clavicule a disparu ; elle est remplacée par des points blanchâtres indiquant les cautérisations faites. La peau est comme ridée au niveau de ces points.

Au milieu du cou, quelques grains rouges existent encore, mais ils sont si petits que le docteur Dupuy ne croit pas utile de les toucher. La peau est assez ridée vers la partie moyenne du cou.

Près de l'oreille il existe encore quelques petites plaques, grosses comme des grains de maïs. C'est sur ces points qu'on pratique les piqûres. C'est aujourd'hui la *quatrième séance* subie par la malade. Dans celle-ci, les piqûres faites sont au nombre de vingt-deux. L'appareil marche bien, le cautère est porté au rouge sombre. Pas une goutte de sang ne s'écoule. Dans ces quatre séances opératoires, il a été fait cent soixante-seize piqûres. Sur ce nombre, trois seulement ont donné quelques gouttes de sang, et une seule a nécessité l'introduction d'un petit bouchon d'amadou imbibé de perchlorure de fer.

Le 20 mai 1874 a lieu la *cinquième et dernière séance.* Il s'est écoulé dix mois moins deux jours depuis la quatrième séance. La portion profonde de la tumeur a fait de nouveaux progrès vers la résolution. Près de la clavicule on trouve encore profondément des noyaux indurés, et superficiellement de petites éminences cicatricielles comme des grains de mil. Au cou plus rien, sauf vers la partie moyenne dans le voisignage de l'os hyoïde où existent encore quelques petits points de la grosseur d'une tête d'épingle. La peau de toutes ces régions est ridée et parsemée de filets rouges très-espacés les uns des autres, de sorte que le plus petit cautère suffit dans cette dernière séance. Il est fait aujourd'hui vingt-cinq piqûres, ce qui porte à deux cent un le nombre total de celles qui ont été faite depuis le 27 mai 1872.

Le 10 août 1875, le résultat obtenu est remarquable ; il n'y a plus pour ainsi dire que quelques petites taches rouges superficielles, au plus grosses comme des têtes d'épingle. La tumeur veineuse profonde a disparu. L'action cicatricielle fait toujours des progrès, au dire des parents.

Le 4 décembre, c'est-à-dire dix-sept mois après la dernière opération, la guérison est définitive. L'action lente mais continue du tissu cicatriciel de nouvelle formation a suffi pour amener ce beau résultat.

Dans ces cinq opérations, l'enfant a toujours été anesthésiée à l'aide du chloroforme. Toutes les opérations ont eu lieu sans douleur. Il n'y a jamais eu d'accidents consécutifs. Aucun pansement n'a été fait. Le jour de l'opération et les deux jours suivants on s'est borné à placer sur la tumeur des compresses imbibées d'eau froide et fréquemment renouvelées.

Obs. V.

Tumeur érectile du volume d'une bille à jouer siégeant au front. —Enfant de seize mois. —Une seule séance de galvano-caustique. — Guérison.

Marguerite P... âgée de seize mois, habitant Bordeaux de constitution chétive et délicate, de tempérament lymphatique, porte depuis sa naissance une tumeur érectile de la grosseur d'une bille à jouer siégeant sur le front et un peu à droite.

Deux sœurs de la petite malade ont eu des tumeurs analogues. L'aînée, âgée aujourd'hui de 7 ans, avait comme elle une tumeur siégeant au front. Elle a été opérée à 4 ans par des aiguilles rougies et implantées dans la tumeur. Elle est actuellement guérie; mais il reste une cicatrice très-apparente.

L'autre sœur n'a pas été opérée. Chez elle la tumeur siége aux lombes et n'a aucune tendance à augmenter de volume. Elle a aujourd'hui 5 ans.

La tumeur de la jeune Marguerite a au contraire de la tendance à se développer. Elle est ordinairement rouge cramoisi et devient violacée sous l'influence des cris et des pleurs. Dans les mêmes circonstances elle devient plus saillante et turgescente. Elle n'a jamais été douloureuse. Elle ne présente pas de battements artériels. Elle ne disparaît pas sous l'influence de la pression. Elle pâlit seulement.

Le 22 juillet 1873, le Dr J. Dupuy opère la malade par la galvano-caustique : sept piqûres sont faites avec le cautère moyen. Une seule donne lieu à un léger écoulement de sang qui s'arrête par une compression modérée faite avec un gâteau d'amadou.

Cette seule séance suffit pour amener la guérison. Le 20 octobre, en effet, la tumeur a disparu : on trouve à sa place de petits points blanchâtres, analogues aux petites cicatrices du vaccin. Cette petite cicatrice est bien moins apparente que celle de la sœur aînée opérée par les pointes de feu, et tout permet d'espérer que, grâce au temps, cette cicatrice deviendra encore moins apparente, comme cela a eu lieu chez les autres opérées.

Obs. VI.

Tumeur érectile du volume d'une amande siégeant au niveau de la racine du nez. — Enfant de 5 mois. — Trois séances de galvano-caustique. — Guérison.

Mlle Jeanne D...., âgée de 5 mois, fille d'un bijoutier du Cours des Fossés, porte depuis sa naissance une tumeur érectile. Elle est en ce moment placée en nourrice à Cadillac ; sa santé est bonne, elle est bien constituée et très-développée pour son âge. La tumeur, de la grosseur d'une amande, occupe la racine du nez et va d'un sourcil à l'autre. Elle empiète un peu sur le sourcil droit, elle est saillante surtout quand l'enfant pleure. Sa couleur est rouge foncée. La peau qui la recouvre est mince et comme parcheminée et grenue. Elle n'a jamais été le siége d'aucune espèce de douleur. Elle pâlit sous l'influence de la pression mais reprend vite sa couleur quand on cesse la pression. Il n'y a pas de battements artériels. Depuis deux mois environ elle a fait des progrès manifestes. Le Dr J. Dupuy qui voit la petite malade se décide à l'opération par la galvano-caustique

Une première séance est faite le 3 décembre 1873.

Il pratique douze piqûres avec le cautère moyen; trois de ces piqûres sont le siége d'un écoulement léger qui s'arrête bientôt sous l'influence d'une compression modérée à l'aide d'un gâteau d'amadou. Dans cette séance l'appareil a mal fonctionné; on a eu beaucoup de peine à obtenir que le cautère soit toujours également chauffé; tantôt il rougissait à peine, tantôt au contraire, il rougissait au blanc. Cette inégalité de température fournie par la pile a été ici la cause de l'écoulement sanguin. L'aiguille coupait les tissus sans les cautériser suffisamment. Précédemment ces inconvénients ne s'étaient pas présentés, du moins d'une façon aussi accusée.

Deuxième séance, le 29 janvier 1874, c'est-à-dire 56 jours après la première.

La première opération a donné peu de résultats : la tumeur a cessé de croître, la peau s'est épaissie, elle a pâli légèrement, mais son volume est à peu près le même. Cependant quand l'enfant pleure, il y a moins de turgescence, la coloration est lie de vin, mais non dans toute l'étendue du tissu érectile. Il semble qu'il y ait déjà un commencement de travail cicatriciel.

La deuxième séance marche bien; la pile fonctionne d'une manière satisfaisante. Le Dr J. Dupuy fait quinze piqûres en présence de M. Lannelongue (de Bordeaux). Il se sert également du cautère moyen.

Une troisième séance est faite le 20 mai 1874. Le résultat de la deuxième séance est excellent. Aujourd'hui 4 mois se sont écoulés depuis cette séance : la grosseur est à peine apparente. Elle a pâli notablement dans toute son étendue, sauf dans trois points isolés sur lesquels le Dr J. Dupuy pratique aujourd'hui sept piqûres avec le petit cautère.

Le 14 juillet, la guérison est complète. À la place de la tumeur existe une petite cicatrice blanchâtre parsemée de points nacrés, reliquats des anciennes piqûres. Il a fallu trois séances et sept mois de temps pour obtenir cette guérison.

Obs. VII.

Tumeur érectile de la lèvre supérieure droite avec ramification vers l'angle interne de l'œil correspondant. — Enfant de neuf mois. — Deux séances de galvano-caustique. — Guérison.

Mlle Jeanne P..., âgée de 9 mois, de Cadillac (Gironde), porte depuis sa naissance une tumeur érectile occupant la moitié droite de la lèvre supérieure, avec ramification vers l'aile du nez et l'angle interne de l'œil correspondant. Cette tumeur forme trois îlots distincts, chacun de la grosseur d'une noisette. La lèvre est le point par où a débuté l'affection.

Imperceptible à la naissance, la tumeur a augmenté progressivement et insensiblement depuis neuf mois; les trois îlots qui la constituent aujourd'hui présentent tous les trois les mêmes caractères. Ils sont rouges vifs, la peau qui les recouvre est mince et grenue; il n'y a jamais eu de douleurs ni de gêne d'aucune sorte, pas de pulsations artérielles. Jusqu'à ce jour rien n'a été fait à cette tumeur.

Le 16 décembre 1873, le Dr J. Dupuy fait *une première opération;* dans cette opération il pratique 21 piqûres; 14 de ces piqûres sont faites sur l'îlot inférieur, siégeant au niveau de la lèvre supérieure et à droite, 4 sont pratiquées sur l'îlot médian siégeant au niveau de l'aile du nez, et les 3 autres sont faites près de l'angle interne de l'œil droit sur l'îlot supérieur. Aucune de ces piqûres ne donne de sang. On s'est servi pour toutes du cautère moyen, qui a été porté au rouge cerise. Chacune des piqûres a été faite lentement : la rapidité d'exécution en pareil cas ne donnant lieu à aucun avantage, mais pouvant occasionner des hémorrhagies. En effet, lorsque la section des vaisseaux est trop rapide, la coagulation du sang n'a pas le temps de se faire : d'où des hémorrhagies légères, qu'on arrête ordinairement assez facilement, mais qui ont toujours le désagrément d'affaiblir l'enfant plus ou moins, selon la quantité de liquide écoulé.

Le 20 mai 1874 a lieu *la deuxième séance*. Il y a cinq mois que la première a été faite. La portion de tumeur siégeant sur la lèvre supérieure a diminué des deux tiers ; elle est aujourd'hui ridée et en voie de résolution. La portion avoisinant l'aile du nez et l'angle interne de l'œil a été moins influencée par la première opération. Dans cette deuxième séance on fait 20 piqûres avec le petit cautère porté au rouge cerise et enfoncé jusqu'au manche. Il n'y a pas une goutte de sang. La pile a bien fonctionné. On a fait 8 piqûres au niveau de l'aile du nez, 7 près de l'angle interne de l'œil droit et 5 sur la lèvre supérieure.

Le 14 septembre, c'est-à-dire 9 mois après la première opération, la guérison a été complète. Il n'y a pas de déformation de la lèvre, ni de l'aile du nez. Les traces des piqûres sont apparentes et représentées par des points blancs et nacrés. Au niveau de la lèvre et de l'aile du nez principalement la peau est ridée et comme tatouée. Près de l'angle interne de l'œil droit, les traces des piqûres sont beaucoup moins visibles.

En résumé 41 piqûres ont été pratiquées à cette jeune fille, 21 la première séance et 20 la suivante. Les deux séances ont été séparées par un intervalle de 5 mois et la guérison est survenue 4 mois après la deuxième séance, soit 9 mois après la première.

Obs. VIII.

Tumeur érectile de la grosseur d'une châtaigne siégeant au front. — Enfant de sept mois. — Deux séances de galvanocaustique. — Guérison.

Cécile M...., âgée de sept mois, habitant la commune de Cadillac (Gironde) porte sur le front une tumeur érectile dont le début semble remonter à quinze jours environ après la naissance. Cette tumeur a progressé depuis lentement mais d'une façon continue.

Elle atteint aujourd'hui la grosseur d'une châtaigne ordinaire. Elle siége sur les limites des régions frontale et temporale gauches. La tumeur est étalée, large à la base et peu proéminente, sauf lorsque l'enfant pleure ou se met en colère. Sa coloration est habituellement rouge sombre; la peau qui la recouvre est mince et grenue, rappelant comme aspect la surface d'une framboise. Il n'y a jamais eu de douleurs, ni de pulsations artérielles. La tumeur se déprime facilement, mais revient immédiatement à son volume et à son aspect normal aussitôt qu'on cesse la compression. La santé générale de l'enfant est bonne. Elle est bien développée pour son âge et n'a jamais été malade. Elle est nourrie par sa mère.

Le docteur J. Dupuy pratique *la première opération* le 20 mai 1874. Il fait treize piqûres superficielles avec le petit cautère; une seule donne un peu de sang qui est arrêté avec le cautère lui-même. La pile a bien marché, le cautère a été porté au rouge-cerise.

Le 10 août a lieu *la deuxième opération* quatre-vingts jours après la première. La tumeur n'a été modifiée que dans sa partie superficielle. Elle a changé de coloration. Elle est actuellement blanchâtre, la peau est épaissie, mais le volume est le même à peu de chose près. Il semblerait qu'elle s'est un peu étalée, au contraire, dans les parties profondes. Cela tient évidemment à ce que la première séance n'a pas été assez énergique, le cautère n'a pas pénétré assez profondément et des brides cicatricielles n'ont pu se faire et étrangler la tumeur, comme cela a eu lieu chez les petites malades opérées précédemment. Dans cette deuxième séance, on fait dix piqûres avec le gros cautère. Une seule donne lieu à un écoulement de sang qui est bientôt arrêté par le cautère lui-même, enfoncé de nouveau dans la même piqûre et porté seulement au rouge sombre. Pour toutes les piqûres on a porté le cautère au rouge cerise en ayant soin de ne l'enfoncer que lentement dans les tissus. La pile a marché d'une façon satisfaisante.

Le 29 novembre, la guérison est complète. La tumeur a disparu; elle est remplacée par une cicatrice peu apparente de couleur blanche. Les traces des piqûres sont représentées par de petits points de la grosseur d'une pointe d'épingle. Trois mois et dix-neuf jours se sont écoulés depuis la dernière séance. En résumé vingt-trois piqûres ont été pratiquées à cette fillette dans deux séances séparées l'une de l'autre par un intervalle de plus de trois mois. La résolution de la tumeur a été obtenue en six mois et neuf jours. Avec le temps la cicatrice qui existe s'effacera ou diminuera vraisemblablement d'une façon notable.

Obs. IX.

Tumeur érectile située derrière l'oreille gauche. — Enfant de vingt-cinq mois. — Deux séances de galvano-caustique. — Guérison.

Louise L...., âgée de vingt-cinq mois, habite Bordeaux. Elle porte depuis la naissance une tumeur érectile derrière l'oreille gauche, au niveau de l'apophyse mastoïde. Cette tumeur est proéminente de la grosseur d'une noix environ. Sa surface est rouge sombre ; à la base, la peau est lisse, mince et présente une coloration blanc-bleuâtre. Il y a là comme deux tumeurs, l'une superficielle l'autre profonde. La tumeur superficielle date de la naissance ; au dire de la mère on ne s'est aperçu de l'autre que vers le dixième mois après la naissance. Il n'y a pas de douleur ni de pulsations artérielles. La grosseur repousse l'oreille correspondante un peu en avant, en dehors et en bas, de sorte que l'enfant vu de face à l'air d'avoir l'oreille gauche située plus en avant et plus détachée de la tête que celle du côté opposé. La tumeur grossit chaque jour et le docteur J. Dupuy se décide à l'opérer par la galvano-caustique.

La *première séance* a lieu le 24 janvier 1874. Quinze piqûres sont pratiquées avec le cautère moyen. Sur les quinze piqûres, deux donnent un écoulement sanguin qui s'arrête par la compression faite à l'aide d'un petit gâteau d'amadou. Les treize autres ont été faites dans d'excellentes conditions : la pile a fonctionné très-bien. Le cautère a été porté au rouge cerise et enfoncé lentement dans les tissus.

La deuxième séance est faite le 20 mai 1874. C'est-à-dire 4 mois après la première. La tumeur a diminué de volume ; elle est actuellement comme divisée en îlots de points plus ou moins rouges séparés par un tissu cicatriciel blanc. De plus, elle a augmenté de consistance ; elle n'est plus molle comme elle l'était au moment de la première séance. Afin d'agir sur les parties profondes, le Dr Joseph Dupuy pratique aujourd'hui dix-huit piqûres avec le gros cautère porté au rouge cerise et enfoncé lentement dans les tissus.

A cause de son âge, l'enfant, non anesthésiée, est difficile à maintenir. Aussi quelques piqûres faites trop rapidement donnent-elles lieu à un écoulement sanguin. Les piqûres qui donnent sont au nombre de trois. Sur les trois, deux s'arrêtent par une compression simple faite avec de l'amadou, la troisième donnant toujours du sang, est traitée par une flèche d'amadou imbibée de perchlorure de fer pur à 30 degrés.

Le 24 décembre, la guérison est complète. La tumeur a disparu; elle est remplacée par une cicatrice un peu apparente, mais comme cette cicatrice est derrière l'oreille, elle est facilement cachée à la vue. Il n'y a pas de déformation. L'oreille qui était portée un peu en avant et en dehors est revenue à sa place normale. Tout s'est passé sans accident. En résumé, trente et une piqûres ont été faites à cette enfant, en deux séances séparées l'une de l'autre par un intervalle de 4 mois. La guérison a été obtenue sept mois après la deuxième séance et onze mois après la première. Aucun pansement n'a été fait ; des compresses imbibées d'eau froide ont été appliquées seulement pendant les deux ou trois jours qui ont suivi chaque opération.

Obs. X.

Tumeur érectile de la grosseur d'une grosse noisette, située au niveau de la racine du nez. — Enfant de sept semaines. — Trois séances de galvano-caustique. — Amélioration notable. — (La petite malade est encore en observation.)

Marie M... âgée de sept semaines, habite Bacalan. Elle porte depuis sa naissance une tumeur érectile du volume d'une grosse noisette et siégeant au niveau de la racine du nez. Cette tumeur est en voie de croissance, elle augmente de volume de jour en jour. Elle est actuellement proéminente, rouge foncé, molle, se laisse facilement déprimer mais sans disparaître.

La peau est amincie et devient lie de vin quand l'enfant pleure. Elle n'est le siége d'aucune douleur. Mais elle présente des pulsations très-manifestes au toucher. Sur son pourtour la peau qui la recouvre à la base présente une coloration blanc bleuâtre.

Une première opération est faite le 26 janvier 1878 par le Dr P. Delmas. Il pratique dix piqûres avec le petit cautère. Une seule donne lieu à un écoulement sanguin qu'on arrête avec une petite flèche d'amadou imbibée de perchlorure de fer à 30 degrés.

Le 9 février, *deuxième séance* avec le même cautère, la première a donné peu de résultat; les battements artériels existent encore, mais leur intensité est moindre; il faut fortement comprimer la tumeur pour les constater. Cette fois-ci on fait douze piqûres sur le pourtour de la tumeur. Aucune ne donne de sang.

L'appareil fonctionne d'une façon satisfaisante.

Le 9 avril, *troisième séance;* deux mois se sont écoulés depuis la deuxième séance. La tumeur a durci, mais elle est toujours aussi volumineuse ; on ne perçoit plus de pulsations artérielles. La surface est mamelonnée et forme trois îlots séparés les uns des autres par un tissu cicatriel blanchâtre. Les deux séances ont été bien supportées par l'enfant. Dans cette troisième, on prend le gros cautère et l'on fait vingt-cinq piqûres. On enfonce l'aiguille portée au rouge cerise aussi profondément que possible en lui donnant diverses inclinations de manière à cautériser la tumeur dans tous les sens et surtout à la base. S ces vingt-cinq piqûres une seule donne un suintemen sanguin facilement arrêté par une légère compressio faite à l'aide d'un gâteau d'amadou. Ces cautérisations profondes ont donné lieu à un suintement purulent modéré qui ne s'est accompagné d'aucun mouvement réactionnel inquiétant. Les premiers jours la tumeur a légèrement grossi, elle était douloureuse à la pression. Quelques cataplasmes ont suffi pour faire disparaître ces accidents. Une croûte s'est formee à la surface, croûte qui a persisté trois semaines a un mois.

Le 24 juin, la tumeur présente l'aspect suivant : son volume a diminué de moitié; les trois îlots signalés au moment de la troisième séance se sont accusés davantage, les brides cicatricielles qui les séparent se sont élargies et affaissées, la coloration générale du tissu érectile est actuellement blanchâtre;

la tumeur paraît en bonne voie de résolution, et c'est pour ce motif qu'on attend encore avant de se décider à une quatrième séance. La première ayant été faite le 26 janvier, il y a donc aujourd'hui 5 mois d'expirés. Le résultat obtenu est déjà considérable, mais la guérison n'est pas encore complète.

Obs. XI.

Tumeur érectile à la tempe gauche, du volume d'une cerise. — Enfant de 6 mois. — Deux séances de galvano-caustique. Grande amélioration. (La petite malade est encore en observation.)

Marie D..., âgée de 6 mois, de Paillet, près Cadillac (Gironde), porte à la tempe gauche, depuis sa naissance, une tumeur érectile de la grosseur d'une cerise. Depuis quelque temps elle s'affaisse en s'étalant à la base. La coloration est rouge écarlate. Cette tumeur est le siége de battements manifestes, mais ces battements paraissent dus à l'artère temporale placée immédiatement au-dessous. L'enfant est robuste et bien développée pour son âge. Sa mère la nourrit. La sœur aînée de cette enfant, aujourd'hui, âgée de 9 ans, a porté, elle aussi, de naissance une petite tumeur au niveau du moignon de l'épaule droite, tumeur de la grosseur d'un pois au dire de la mère, et qu'elle a gardé jusqu'à l'âge de 3 ans. Cette tumeur a guéri d'elle-même sans traitement, et aujourd'hui il n'en existe aucune trace.

Une première séance est faite le 30 janvier 1878. Le docteur P. Delmas pratique quatorze piqûres avec le petit cautère. Sur ces quatorze piqûres deux donnent un léger écoulement de sang qu'on arrête avec le cautère lui-même enfoncé dans la même piqûre.

La deuxième séance est faite le 7 mars, c'est-à-dire 36 jours après la première. Le résultat obtenu de la première séance est sensible, mais la tumeur présente le même volume à peu de chose près. L'amélioration consiste en ce que la grosseur est déjà cloisonnée et que les brides cicatricielles formées empêchent le sang d'affluer en aussi grande abondance. Le 7 mars, dix-huit piqûres sont pratiquées avec le gros cautère Pas d'hémorrhagie, le cautère avait été porté à la température rouge sombre.

Le 20 juin, amélioration considérable; la tumeur a diminué des trois quarts, elle est affaissée et ne présente plus que trois points rouge sombre de la grosseur d'un pois. Les brides cicatricielles augmentent de plus en plus en étranglant et atrophiant le tissu morbide. En résumé, trente-deux piqûres ont été faites à la jeune malade à 36 jours d'intervalle. Trois mois après la deuxième opération, l'amélioration est considérable et tout porte à croire que la guérison arrivera sans avoir recours à une troisième séance.

Résumé

Sur les onze observations qui viennent d'être citées, il en est deux qu'on peut mettre provisoirement de côté parce que les opérations faites sont encore trop récentes pour qu'on puisse porter sur elles un jugement définitif. La marche suivie jusqu'à présent par les tumeurs des malades qui font l'objet de ces deux observations est toute favorable et permet d'espérer une guérison. Mais cette guérison n'a pas été encore obtenue.

Les neuf autres observations ont donné neuf u érisons complètes. Toutes les tumeurs traitées appartiennent au sexe féminin, et toutes, sauf celle de l'obs. III, femme de 20 ans, ont été observées chez de jeunes enfants; l'âge a varié de 5 mois à 25 mois. Les tumeurs ont siégé à la tête huit fois, au cou une seule fois (obs. IV).

Elles ont occupé :

Trois fois les lèvres supérieures ou inférieures (obs. I, commissure labiale gauche; obs. III, lèvre inférieure près de la commissure labiale gauche; obs. VII, lèvre supérieure);

Deux fois les oreilles (obs. II, lobule de l'oreille droite ; obs. IX, oreille gauche);

Deux fois le front (obs. V et obs. VIII) ;

Une seule fois la racine du nez (obs. VI).

La tumeur qui fait l'objet de l'obs. IV était la plus vaste et la plus étendue. Il a fallu trois ans pour arriver à la guérison.

Une seule séance a suffi dans deux cas (obs. III et obs. V.) Dans l'obs. III, il s'agissait d'une femme de vingt ans, ayant une tumeur érectile à la lèvre inférieure près de la commissure labiale gauche ; dans l'obs. V, la tumeur siégeait au front, l'enfant avait 16 mois;

les deux tumeurs étaient de volume à peu près égal (bille à jouer). Dans la première, la guérison a été obtenue au bout de deux mois ; dans la deuxième, il a fallu trois mois. Dans l'obs. III, dix piqûres ont été faites ; dans l'obs. V, sept piqûres seulement.

Dans deux cas, cinq séances ont été nécessaires (obs. I et obs. IV). Les deux affections étaient portées par des fillettes du même âge ; toutes les deux avaient sept mois. Dans l'obs. I, la tumeur siégeait à la lèvre inférieure, au voisinage de la commissure labiale gauche ; dans l'obs. IV, elle longeait le bord interne du sterno mastoïdien dans presque toute son étendue. Ce sont les deux tumeurs les plus volumineuses sur les neuf qui aient été traitées par la galvanocaustique. Dans l'obs. I, soixante-dix piqûres ont été faites dans un intervalle de quatre mois.

La 2e	séance a été	faite	22	jours après la	1re
La 3e	—	—	24	—	2e
La 4e	—	—	23	—	3e
La 5e	—	—	41	—	4e

Dans la 1e	séance on	a fait	15	piqûres
Dans la 2e	—	—	17	—
Dans la 3e	—	—	12	—
Dans la 4e	—	—	15	—
Dans la 5e	—	—	11	—
		En tout. . . .	70	

Dans l'obs. IV deux cent une piqûres ont été faites dans un espace de deux ans. C'est le chiffre maximum des piqûres qui ont été pratiquées dans les observations que nous rapportons.

La 2e séance a été faite		10 jours après la 1re.
La 3e	—	6 mois et 7 jours après la 2e.
La 4e	—	7 mois et 9 jours après la 3e.
La 5e	—	9 mois et 28 jours après la 4e.

Dans la 1re	séance	on a fait	36	piqûres
Dans la 2e	—	—	46	—
Dans la 3e	—	—	72	—
Dans la 4e	—	—	22	—
Dans la 5e	—	—	25	—
		En tout. . .	201	—

Dans l'obs. I. la guérison a été complète six mois après la première séance.

Dans l'obs. IV, il a fallu trois ans et six mois pour arriver au même résultat. La guérison n'a été complète que dix-sept mois après la dernière séance

Dans un seul cas (obs. VI) il a fallu trois séances. C'était une fillette de cinq mois portant une tumeur érectile siégeant à la racine du nez.

La 2e séance a été faite 56 jours après la première.
La 3e séance a été faite 4 mois après la seconde.

Dans la 1e	séance	on a fait	12	piqûres
Dans la 2e	—	—	15	—
Dans la 3e	—	—	7	—
		En tout. . . .	34	

La guérison a été complète six mois après la première séance.

Dans les quatre autres cas (obs. II-VII-VIII et IX) deux séances ont suffi.

Dans l'obs. II, (tumeur à l'oreille droite) quarante-quatre piqûres ont été faites à deux mois et demi d'intervalle : quatorze piqûres la première séance et trente dans la deuxième et dernière.

Dans l'obs. VII (tumeur à la lèvre supérieure), quarante et une piqûres ont été faites à cinq mois d'intervalle : vingt-et-une piqûres la première séance et vingt la deuxième.

Dans l'obs. VIII (tumeur au front), vingt-trois piqûres ont été faites à quatre-vingt jours d'intervalle : treize piqûres la première et dix piqûres la deuxième séance.

Dans l'obs. IX (tumeur à l'oreille gauche) trente-trois piqûres ont été faites à quatre mois d'intervalle : quinze piqûres la première et dix-huit la deuxième séance.

Dans l'obs. II, la guérison a été obtenue dix-huit mois après la première séance.

Dans l'obs. VII, neuf mois après la première séance.

Dans l'obs. VIII, six mois après la première séance.

Dans l'obs. IX, sept mois après la première séance.

Dans ces neuf faits, il n'y a jamais eu d'accidents consécutifs. Deux fois seulement (dans l'obs. II et dans l'obs. III), nous avons eu à noter ce fait singulier, à savoir l'apparition d'une douleur assez violente au niveau de la tumeur et alors précisément que le travail cicatriciel commençait à se faire. Dans l'obs. III, le même fait s'est reproduit après chacune des deux séances. Cette douleur a pu tenir soit à une lésion occasionnée par le cautère sur quelques filets nerveux, soit au pincement d'un filet nerveux par le travail cicatriciel. Quoi qu'il en soit la douleur a disparu d'elle-même sans aucun traitement.

Il a été fait à ces neuf malades et en vingt-trois séances quatre cent soixante-trois piqûres. Sur ce nombre vingt et une piqûres seulement ont donné lieu à un léger écoulement sanguin, écoulement qui a été arrêté soit avec le cautère lui-même, soit avec une compression modérée sur la tumeur, soit avec une petite flèche d'amadou imbibée de perchlorure de fer et introduite dans la piqûre. Pour être complet, je dois dire cependant qu'une fois on a injecté deux gouttes de perchlorure de fer dans chacune des trois piqûres qui étaient le siége d'un écoulement (voir obs. II). C'est précisément dans cette observation qu'une tentative de traitement par les injections au perchlorure de fer avait été faite, la seule que nous ayons à signaler dans les neuf observations ci-dessus rapportées.

Il ressort des faits précédents que pour se rendre maître d'une tumeur érectile à l'aide de la galvanocaustique, plusieurs séances consécutives sont ordinairement nécessaires ; deux fois *seulement une seule séance* a été suffisante, et c'est précisément dans les deux cas où les tumeurs étaient les moins volumineuses (voir obs. III et V). De ces deux tumeurs l'une siégeait à la lèvre inférieure près de la commissure labiale gauche, l'autre au front.

Dans deux autres cas il a fallu cinq séances (voir obs. I et IV). Ce sont les deux cas de tumeurs les plus volumineuses.

Dans tous les autres cas il a suffi de trois séances (obs. VI) et de deux séances (obs. II — VII — VIII et IX). Dans deux circonstances, l'appareil électrique n'a pas très-bien fonctionné (voir obs. I, troisième séance et obs. VI, première séance).

Chez une seule malade (obs. IV) le chloroforme a été employé avant chaque opération. Cette précaution était nécessitée par le grand nombre de piqûres qui lui étaient faites à chaque séance, afin d'atteindre la plus grande étendue de la production morbide. Les huit autres ont été opérées sans anesthésie préalable.

Dans les onze observations précitées, la galvanocaustie linéaire ou filiforme a été exclusivement appliquée. Des résultats qu'elle nous a donnés peuvent se déduire les conclusions suivantes :

Conclusion

1° Absence de toute hémorrhagie quand le fil de platine n'a pas été porté à une trop haute température, et quand on a eu la précaution de l'enfoncer lentement dans les productions morbides ;

2° Absence de rayonnement calorique sur les tissus voisins ;

3° Absence de réaction inflammatoire et de suppuration, ou réaction et suppuration très-légères n'ayant jamais eu de retentissements fâcheux sur la santé générale de l'enfant;

4° Guérison par production d'un tissu cicatriciel amenant peu à peu l'atrophie de la tumeur et laissant relativement peu de trace ou de déformation apparente.

5° La production du travail atrophique consécutif à la cicatrisation des piqûres explique le temps quelquefois long qu'exige l'emploi de la galvanocaustie pour arriver à un résultat définitif.

6° Les résultats obtenus par la galvanocaustie linéaire ou filiforme, à l'aide de séances plus ou moins éloignées et répétées sont assez encourageants pour en préconiser l'emploi dans les cas de tumeurs érectiles circonscrites et peu étendues, saillantes sans être pédiculisées.

INDEX BIBLIOGRAPHIQUE.

John Marshall, *Revue Médico-chirurgicale de Paris*, 1853, p. 147, (traduct. Giraldès).

Nélaton, Emploi du cautère électrique pour les tumeurs érectiles, *Gazette des Hôpitaux*, 1852, n° 69.

Leroy d'Etiolles, De la cautérisation et du cautère électrique, Paris 1853.

Léonidas Dubreuilh, Traitement des tumeurs érectiles. *Thèse de Paris*, 1855.

Middeldorpf, De la galvanocaustie (Breslau), 1854. Lettre à la *Société de chirurgie*, faisant connaître les nouvelles applications de la galvanocaustie depuis l'ouvrage de l'auteur. *Bulletin Soc. chirurg*, 1857.

Grussel, de St-Pétersbourg, *Note à l'Académie des Sciences*, 19 septembre 1853.

Broca, De la cautérisation électrique ou galvanocaustique, rapport lu à la *Société de chirurgie de Paris* le 15 novembre 1856, *in Bulletin de la Soc. de chir.* 1856-1857, t. VII, p. 205. Lettre sur une modification de l'appareil galvanocaustique, *in Bulletin de l'Académie de Médecine*, t. XXIII, 1857, p. 75.

Chevallereau, Traitement des tumeurs érectiles. *Thèse de Paris*, 1865.

Broca, Galvanocaustie *in Traité des tumeurs*, t. I, chap. XIII, Paris, 1866.

Bribosia et Higuet, Tumeur érectile occupant l'épaisseur de la lèvre. Destruction pour la galvanocaustie. *Gazette médicale de Paris*, 1856, p. 213.

Cattin, Sur la galvanocaustie dans les opérations chirurgicales. *Thèse de Paris*, 1858, n° 58.

Blanchet, De l'emploi du feu en chirurgie, et en particulier du cautère galvanique et du couteau galvanocaustique. *Thèse de Paris*, 1863, n° 73.

DUPLOMB, De la galvanocaustique. *Thèse de Paris*, 1862, n° 173.

MARZOLO, La Galvanocaustica nella cura dei tumori erectili. — *Gaz. Med. Ital. Lombard*, 1866, n° 48, p. 411.

DE SÉRÉ, Couteau galvanocaustique à chaleur graduée, *Gazette des Hôpitaux*, 1868, n° 20.

COLLIN, de la galvanocaustique. *Thèse de Strasbourg*, 1868.

RAVELEAU, De la galvanocaustique thermique. *Thèse de Paris*, 1869.

VERNEUIL, Traitement des hémorrhoïdes, des tumeurs érectiles, etc., par la galvanocaustie, *Journal de médecine et de chirurgie pratique*, 1871, p. 492.

SEDILLOT, De la suppression de la douleur après les opérations (avantages est indications de la galvanocaustie. *Comptes rendus Acad. sciences* 1870, t. LXX, n° 17.

BŒCKEL, De la galvanocaustie thermique et de quelques appareils propres à en faciliter l'application. Communication à la *Société médicale de Strasbourg*, 4 juillet 1872 et *Gazette médicale de Strasbourg*, 1872, n 5, p. 70.

GARIEL, et DE SAINT-GERMAIN, Dictionnaire de médecine et de chirurgie pratiques. Électricité, applications à la chirurgie, 1870, t. XII, p. 544.

EUGÈNE BÆCKEL, tumeurs érectiles, *in* nouveau dictionnaire de médecine et de chirugie pratiques, t. XIII, p. 730. De la galvanocaustie et de quelques appareils propres à en faciliter l'application, *in Gazette médicale de Strasbourg*, 1872, n° 5, p. 70.

BIENVENUE. Considérations sur l'emploi chirurgical du cautère électrique. *Thèse de Paris*. 1872, n° 52.

REIBEL, Quelques considérations sur les différents appareils galvanocaustiques. *Thèse de Strasbourg*, 1872.

Th. ANGER, De la cautérisation dans le traitement des maladies chirurgicales. *Thèse d'agrégation*, Paris, 1872.

U. TRÉLAT et CH. MONOD, Galvanocaustique *in* dictionnaire encyclopédique des sciences médicales, 1873, t. XIII, p. 412.

Félix Guyon, éléments de chirurgie clinique, Paris 1873, p. 263.

Ch. Monod, Etude sur les angiomes sous-cutanés. *Thèse de Paris*, 1873, nº 95.

Louis Dulion, De l'emploi du cautère actuel et de la galvanocaustie thermique dans le *traitement* des tumeurs érectiles. *Thèse de Paris*, 1876, nº 23.

Jamain et Terrier, Manuel de pathologie chirurgicale, Paris, 1877, t. I, p. 297.

Verneuil, Leçon sur le traitement des tumeurs érectiles, *in Gazette des Hôpitaux*, juin 1878.

21703—78. — Paris. — Typographie Parent.

www.ingramcontent.com/pod-product-compliance
Ingram Content Group UK Ltd.
Pitfield, Milton Keynes, MK11 3LW, UK
UKHW020349220726
13923UKWH00004B/1597